HF363875

EST-IL POSSIBLE DE RESSUSCITER UN MORT ?

(Physiologie expérimentale)

PAR

Le Docteur Maurice D'HALLUIN

Professeur suppléant

à la Faculté libre de Médecine de Lille

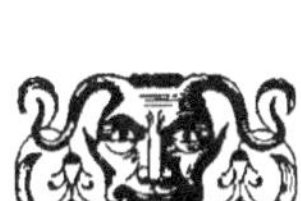

PARIS

VIGOT FRÈRES, ÉDITEURS

23, RUE DE L'ÉCOLE DE MÉDECINE

—

1920

EST-IL POSSIBLE DE RESSUSCITER UN MORT ?[1]

(Physiologie expérimentale)

PAR

LE DOCTEUR MAURICE D'HALLUIN

Professeur suppléant

à la Faculté libre de Médecine de Lille

L'apparente singularité de ce titre nous oblige à préciser de suite le sens exact de cette interrogation. Nous resterons sur le terrain de la science physio'ogique pure et de l'expérimentation, esquissant seulement les conclusions philosophiques, qui découlent des faits exposés. A la question ainsi posée : EST-IL POSSIBLE DE RESSUSCITER UN MORT ? **Nous répondons hardiment OUI.**

Légitimer notre réponse, exposer les raisons qui permettent de prévoir un tel résultat, décrire la technique à suivre pour atteindre le but énoncé, indiquer les résultats obtenus dans la pratique médicale, tels sont les points fondamentaux de ce travail.

I. — Oui, il est possible de ressusciter un mort.

Cette déclaration, dira-t-on peut-être, n'a rien de sensationnel : les morts que vous prétendez ressusciter n'étaient sans doute qu'en état de mort apparente. Ne possédons-nous pas le moyen de rappeler à la vie les électrocutés, les asphyxiés, certains intoxiqués ! Détrompez-vous, il ne s'agit pas ici de mort apparente. Les morts dont nous parlons sont réellement morts et nous chercherions vainement dans le langage courant une autre expression pour qualifier leur état. Ils sont morts et l'on constate réunis, tous les signes permettant d'établir ce diagnostic avec une rigueur vraiment scientifique ; ils sont morts : la pendule arrêtée ne peut plus se mettre spontanément en marche; ils sont morts, bien morts, et s'il s'agit d'un être humain, le

---

(1) Conférence faite le 28 Janvier 1920 à l'Association des Naturalistes de Nice et des Alpes-Maritimes.

permis d'inhumer peut être délivré, sans la moindre crainte de réveil dans la tombe.

Et cependant, certains de ces morts peuvent être rappelés à la vie, car la mort n'est point comme on l'a dit le « *contraire* », mais « *l'impossibilité de la vie* ». Or, bien après le dernier soupir, quelques sujets (surtout dans le cas de mort violente), peuvent être ranimés, car il existe entre la vie et la mort irrémédiable et définitive, un état intermédiaire de durée appréciable. Cet état, qui n'est plus la vie, n'est pas encore la mort. L'exposé de faits d'observation absolument incontestables, vont prouver cette assertion.

II. — Pourquoi il est possible de ressusciter un mort.

L'organisme est composé de cellules ayant chacune leur vie propre. Les cellules constituent les tissus et se différencient pour former des organes. Ceux-ci se groupent pour constituer les systèmes, présidant aux différentes fonctions, dont le jeu harmonieux constitue justement la vie de l'individu, résultat de la synthèse des vies partielles assurée par la circulation. L'individu meurt quand la circulation s'arrête ; tantôt le cœur est défaillant du fait d'une lésion organique ou d'un trouble de l'innervation, tantôt le sang modifié quantitativement ou qualitativement, devient incapable d'entretenir l'activité des organes fondamentaux : *Mais la mort de l'individu n'est pas la mort des éléments constituants.* L'horloge arrêtée ne peut plus se remettre spontanément en marche, les rouages, cependant, restent intacts, la vie partielle des cellules, des tissus, des organes, se prolonge bien longtemps après la vie de l'individu et les preuves sont nombreuses.

Vous pensez peut-être de suite à la croissance *post mortem*, de la barbe, des cheveux, des ongles ; phénomènes curieux, discutables, bien mauvaises preuves, hélas ! ce qui suit le démontrera. Défions-nous des légendes et des récits fantaisistes. Marbot raconte que le général Morland, tué à Austerlitz, fut enfermé dans un tonneau de rhum et transporté à Paris. Grande fut la surprise quand on constata, quelques années plus tard, que les moustaches du général avaient poussé d'une façon si extraordinaire qu'elles tombaient plus bas que la ceinture. Le récit de ce brillant, mais trop imaginatif historien, est très sujet à caution.

Le docteur Constantin James raconte, dans son curieux ouvrage « *La toilette d'une Romaine au temps d'Auguste* », qu'il assista, en 1865, à l'exhumation du fameux chanteur Elleviou, inhumé par Gannal, vingt-deux ans auparavant. Il constata que la barbe était longue de près de 3 centimètres et que les ongles avaient crû dans une proportion plus notable encore. Or, le rapporteur assure qu'il avait fait raser le visage avant l'ambaumement.

Gannal rapporte dans son histoire des embaumements (p. 418, note 1), que les témoins de l'exhumation du Dr Oudet, embaumé par lui, constatèrent sur le visage l'existence d'une barbe de six lignes, ayant poussé depuis l'enterrement. L'exemple le plus célèbre est celui de Napoléon Ier. Le prince de Joinville qui présidait à l'exhumation du corps de l'empereur, a, dit-on, constaté « que les bottes du cadavre étaient défoncées *(sic)* par les ongles qui avaient poussé ». « L'empereur, dit encore le rapport, portait une chevelure abondante et une barbe assez longue. Or, il était chauve et avait été rasé la veille de sa mort ». Telle est la version classique. Voyons ce que dit le chirurgien de marine Guillard dans le procès-verbal d'exhumation, 15 octobre 1849 : « Les téguments du menton étaient légèrement « bleuâtres. Ils empruntaient cette teinte à la barbe qui sem- « blait avoir poussé après la mort. Les doigts portaient des « ongles longs..., les jambes étaient renfermées dans les bottes, « mais par suite de la rupture de fils, les quatre derniers orteils « dépassaient de chaque côté. La peau de ces orteils était d'un « blanc mat et garnie d'ongles... ».

Par ailleurs, le professeur Le Double, qui durant vingt-huit ans dirigea les travaux anatomiques de l'Ecole de Médecine de Tours, n'a jamais constaté la poussée de la barbe, des cheveux ou des ongles, chez les nombreux sujets qui passèrent dans son amphithéâtre.

On se demande si les faits positifs ne sont pas dus à une rétraction de la peau *post mortem*, qui ferait, pour ainsi dire, ressortir les poils. La même hypothèse peut être invoquée pour les ongles. Rien n'est moins prouvé que la croissance des poils et ongles après la mort ; aussi est-il nécessaire de donner des preuves moins discutables de la persistance des phénomènes vitaux après l'arrêt de la circulation.

A) *La survie des éléments cellulaires.*

Quand il s'agit d'éléments cellulaires, les phénomènes de survie peuvent être extrêmement remarquables, et l'on sait que les mouvements vibratiles se prolongent fort longtemps. Des spermatozoïdes peuvent, à la glacière, être conservés cinq à huit jours. FLEIG a fait chez le lapin des expériences fort intéressantes avec le sang. Il a constaté la possibilité de conserver vivants les éléments du sang durant onze et douze jours et de les réinjecter à un animal de même espèce. On considère comme critérium de la vitalité des éléments : l'absence d'hémoglobinurie, de troubles urinaires et la restauration de l'animal préalablement saigné à blanc. Ces expériences ont une portée pratique, car les résultats de la transfusion du sang s'imposent à l'opinion médicale. HALLION a pu, lui aussi, restaurer des animaux saignés à blanc avec du sang citraté conservé depuis huit jours à la glacière.

Si on s'adresse aux éléments cellulaires d'animaux à sang froid, on trouve alors des résultats extraordinaires et imprévus. Les mouvements des globules blancs de la grenouille ont été observés par RANVIER durant vingt-cinq jours ; par CARDILE durant douze jours. JOLLY a signalé la persistance de la division cellulaire dans les globules blancs du triton, durant quinze jours et les mouvements amiboïdes ont été constatés après un an de conservation à la glacière !

B) *La survie des viscères.*

La prolongation de la vie cellulaire est un fait à peu près général bien que d'observation délicate. Les phénomènes démontrant la survie des organes après la mort sont plus impressionnants et plus faciles à constater. Les cas d'accouchement *post mortem* ou *in sepulchro*, sont donnés comme des témoignages de la persistance de la vitalité du muscle utérin. Les premiers toutefois sont seuls à retenir, les seconds étant presque toujours le résultat de la tension abdominale, due aux gaz de la putréfaction ; aussi, est-ce bien à tort que la présence d'un enfant, dans le cercueil de sa mère fait penser parfois à la possibilité d'une inhumation prématurée. BROWN SEQUARD a observé un iris d'anguille qui, durant quinze jours réagissait à l'excitation lumineuse. Si le cœur a été appelé l'ultimum moriens, c'est que cet organe, même isolé du corps, présente souvent des battements,

longtemps prolongés. Bien qu'ARISTOTE ait déjà signalé cette remarquable vitalité du myocarde, ce sont les travaux de HALLER
et NYSTEN, qui ont attiré sur ce point l'attention des biologistes
modernes. Nysten a observé des battements du cœur 27 heures
après la mort. VULPIAN, examinant au microscope des fragments
de cœur d'animaux, a constaté des trémulations légères, persis-
tant 46 h. 1/2 chez le surmulot, 93 h. 1/2 chez le chien.

ONIMUS, en 1875, note, 2 heures après une exécution, des battements très énergiques de l'oreillette droite, sous l'influence de
divers excitants et fait la même constatation 3 heures plus tard.
ROUSSEAU, en 1808, chez une femme suppliciée, observe 24 heures
après la décollation, des battements spontanés de l'oreillette
droite, au moment de l'ouverture du thorax : ces contractions se
prolongèrent durant 5 heures. Les mouvements intestinaux sont
d'observation banale après la mort et le péristaltisme est parfois
constaté durant un temps considérable.

c) *Les organes isolés peuvent-ils être maintenus en vie ?*

La valeur de ces faits d'observation est confirmée par l'expérimentation, montrant la possibilité d'entretenir à l'état de vie
manifestée, les organes isolés du corps.

La méthode des circulations artificielles fut imaginée par
LUDWIG, en 1868. Elle est maintenant employée dans tous les la-
boratoires de physiologie, pour entretenir en activité des organes
divers : cœur, foie, centres nerveux, utérus... Tantôt on utilise
du sang défibriné, tantôt un sérum salé. Les recherches sur le
cœur ont bénéficié dans une large mesure du perfectionnement
des méthodes, ATHANASIU et GRADUNESCO ont réussi, en opérant
aseptiquement, à faire battre un cœur de grenouille, durant
33 jours et LOCKE maintint en activité un cœur de lapin, durant
une journée entière. La circulation artificielle du cœur de mam-
mifère est aujourd'hui une méthode courante, dans les labora-
toires de physiologie et de pharmacodynamie. HAYEM et BARRIER,
réalisant la transfusion immédiate des têtes d'animaux décapités,
constatent que les phénomènes volontaires persistent tant que
la circulation reste suffisante.

KURDINOWSKI réussit à entretenir en vie l'utérus, durant vingt-
quatre heures, quarante-huit heures et quarante-neuf heures.
Dans deux cas, la matrice put mener à bien l'acte de parturition.

Il n'est pas toujours nécessaire de réaliser la circulation artificielle et certains organes peuvent se nourrir par imbibition ; c'est le cas de l'œsophage, de l'intestin, des urétères, etc.... HEDON et FLEIG ont ainsi observé des contractions rythmées de l'intestin grèle durant douze heures.

D) *La reviviscence des organes.*

Ainsi, il est possible d'entretenir artificiellement en vie des viscères prélevés sur un animal, au moment où on le sacrifie. On peut faire une démonstration plus remarquable encore, en essayant la restauration d'organes prélevés sur le cadavre, longtemps parfois après le dernier soupir.

HEDON et FLEIG ont étudié les réviviscences de certains organes tels que : l'utérus, les uretères, la vessie, en les immergeant dans du sérum artificiel, après les avoir conservés plus ou moins longtemps à la glacière. Après trois jours, l'intestin réchauffé se contracte avec force. Après quatre jours, les mouvements se produisent encore, mais ils sont moins intenses et durent peu. L'irritabilité est constatée, diminuée, mais non abolie, après cinq à six jours de séjour à la glacière. La méthode des circulations artificielles a été employée avec un égal succès dans des cas fort divers.

JAMES PHILIPPS KAY et surtout BROWN SEQUARD démontrent que les muscles atteints de rigidité cadavérique recouvrent leurs propriétés, après une injection de sang défibriné. Non content d'expérimenter sur l'animal, BROWN SEQUARD poursuivit ses recherches sur un cadavre de supplicié et, injectant son propre sang dans l'une des mains, inerte, inexcitable et rigide, il rend aux muscles, treize heures après la mort, leur souplesse et leur irritabilité.

KURDONOWSKI montre la vitalité remarquable du muscle utérin qu'il ranime 24 heures, 48 heures, 49 heures après l'isolement de la matrice.

De nombreux auteurs ont tenté la reviviscence du cœur et cet organe se prête particulièrement aux recherches ; le résultat se traduit par des phénomènes mécaniques d'autant plus impressionnants qu'ils sont observés sur un organe qui est véritablement le centre de vie.

La circulation artificielle est facile à réaliser dans les cœurs de mammifères. Après avoir isolé le viscère, il suffit d'introduire une canule dans l'aorte vers le cœur ; on injecte alors le liquide sous pression ; les valvules sigmoïdes se ferment et le liquide, sang ou sérum artificiel, passe par les artères coronaires, les seules voies qui lui soient ouvertes.

ARNAUD, en 1891, injecte du sang défibriné et voit les battements du cœur se reproduire. Mais, après 25 minutes il ne réussit plus à ranimer l'organe.

HEDON et GILIS furent plus heureux en opérant sur un cœur de supplicié, qui leur fut livré trois quarts d'heure après la décollation. Les préparatifs ayant duré un quart d'heure, la circulation artificielle est faite avec du sang défibriné de chien, une heure après l'exécution. Le cœur droit se met à battre avec énergie, le cœur gauche reste immobile. Le phénomène dure 23 minutes, tout le temps que passe l'injection (420 c/c.).

WALLER et E. WAYMOUTH REID congèlent le cœur pendant trois heures, puis le réchauffant, obtiennent de nouvelles contractions.

Un auteur russe, KOULIABKO se fit remarquer par la longueur du délai entre le moment de la mort et celui de la reviviscence. Il employa le sérum de LOCKE oxygéné et réussit à faire rebattre les cœurs d'animaux à sang chaud, mammifères et même oiseaux, 12 heures, 24 heures, 3 jours, 5 jours après la mort. Ces curieux résultats furent d'abord obtenus chez les animaux tués par saignée. L'auteur tenta ensuite, avec un égal succès, de faire rebattre des cœurs d'animaux morts de maladie. Ses essais portèrent aussi sur des cœurs d'enfants morts de pneumonie et il réussit à faire renaître les pulsations cardiaques, *au moins dans certaines parties*, 20 heures, 30 heures après la mort.

Nous avons fait un grand nombre d'expériences sur le cœur du chien. Les oreillettes se sont montrées plus vivaces que les ventricules, puisque nous avons observé leurs battements rythmiques 42 heures après l'isolement du cœur, tandis que le ventricule ne se contracta guère au-delà de 24 heures.

Des tentatives furent faites sur des cœurs d'enfants. Chez un enfant mort-né, le cœur est isolé 6 heures après l'accouchement. Une heure plus tard, nous commençons la circulation artificielle, elle provoque des battements intenses des oreillettes ; le même résultat est obtenu 7 heures, 14 heures, 30 heures, 36 heures après l'accouchement. Dans un autre cas (enfant prématuré de 7 mois), la circulation artificielle est faite 9 heures après l'accouchement ;

nous obtenons des battements des oreillettes jusque 37 heures après la mort. La putréfaction du viscère nous empêcha seule de prolonger l'expérience.

Ayant isolé quatre cœurs d'enfants, nous avons eu chaque fois des résultats identiques du côté des oreillettes. La reviviscence ventriculaire a été plus rare (deux fois seulement) et ne s'est plus produite après 18 heures.

La restauration des centres nerveux a été tentée par BROWN SÉQUARD en 1858. Il décapite un chien ; quand toutes les manifestations vitales sont éteintes dans la tête séparée du tronc, il injecte par les carotides du sang défibriné et par cet artifice lui rend un semblant de vie. Sur un chien élevé dans son laboratoire le célèbre physiologiste constate qu'en appelant l'animal par son nom, les yeux se tournent vers lui comme si la voix du maître avait été reconnue et entendue par lui. Malgré les difficultés de technique, cet auteur aurait essayé de tenter la reviviscence chez un décapité, mais il s'arrêta à la pensée des angoisses et des tourments qu'il aurait provoqué en cas de réussite. LABORDE n'eut pas le même scrupule et, injectant du sang défibriné dans les vaisseaux du cou d'un supplicié, il vit reparaître l'excitabilité électrique du cerveau et provoqua par ce moyen des contractions des muscles de la face, 40 et 50 minutes après la décollation. Dans un autre cas, supplicié de Caen, 30 minutes après la décollation, il n'eut aucun résultat en excitant les zones motrices. Ces expériences furent vivement blâmées par Paul BERT, président de la Société de Biologie à laquelle LABORDE communiqua son mémoire. Elles furent qualifiées d'inutiles et d'immorales. HERZEN semble donner la note juste sur cette délicate question, remarquant qu'il semble bien difficile d'envisager la possibilité de rendre consciente une tête de décapité, à cause de l'imperfection des procédés employés. Il fait judicieusement remarquer que le moindre trouble dans la circulation du cerveau chez l'homme, suffit à le rendre inconscient.

HAYEM et BARRIER obtiennent chez l'animal des manifestations conscientes et volontaires, grâce à la transfusion réalisée 10 minutes après la décollation.

HERZEN ligature les vertébrales et les carotides du lapin et constate une réviviscence totale de l'animal malgré une abolition de toutes les fonctions du cerveau, prolongées plusieurs heures.

Le centre respiratoire peut, d'après CYON, reprendre son activité, après une anémie de 20 minutes. Il en est de même du réflexe cornéen. Les centres vasomoteurs et cardiaques supportent une anémie de 30 minutes.

Les expérimentateurs divers, qui s'occupèrent de la question, s'accordent pour constater la sensibilité relative du cerveau, surtout en tant qu'organe de la conscience. Signalons que l'emploi du sérum artificiel, préférable pour le cœur à l'injection du sang defribriné, ne donne aucun résultat pour les centres nerveux.

KOULIABKO a employé le serum de LOCKE, pour entretenir durant des heures entières, l'activité du système nerveux et même la rétablir dans un délai plus ou moins long, mais il expérimentait sur des poissons et non sur des animaux à sang chaud.

Les nerfs n'ont pas la sensibilité des centres nerveux ; HERING a expérimenté sur des cœurs de singes, soumis à la circulation artificielle plusieurs heures après la mort ; l'excitation du vague donne un résultat positif malgré une suspension de la circulation de 6 heures. L'excitabilité des accélérateurs persiste 54 heures dans les mêmes conditions.

La méthode des circulations artificielles employée dans tous ces cas, est souvent imparfaite. On néglige généralement les précautions d'asepsie ; l'emploi du sang defibriné est incommode, car on n'a pas toujours en quantité suffisante, le sang

L'expérience a démontré la supériorité de certains sérums artificiels sur le sang, or, leur composition est bien difficile à établir, on trouvera peut-être un jour ou l'autre une meilleure formule.

La méthode des transplantations, qui est plus délicate, se montre plus parfaite. Nous rencontrons, il est vrai, ici, un autre genre de difficultés : l'impossibilité jusqu'à ce jour, de greffer avec succès définitif un organe à un animal autre que celui qui l'a fourni. Mais le succès, même temporaire, qui est la règle, suffit à démontrer la thèse que nous soutenons.

On peut donc entretenir artificiellement en vie tous les tissus, tous les organes, par des moyens appropriés ; on peut même les rappeler à la vie, après une interruption prolongée de la circulation ; voilà pourquoi, le lecteur doit comprendre maintenant, que la résurrection d'un mort est dans le domaine des choses possibles. Mais comment faire pour accomplir ce prodige ?

III. — Comment on peut ressusciter un mort.

Pour qu'un organe vive ou revive, il suffit, nous l'avons vu, de faire circuler dans ses vaisseaux un liquide nourricier approprié. En entretenant dans tous les organes d'un mort, une circulation artificielle, on peut donc espérer obtenir la réviviscence de toutes les vies partielles. Il n'y a aucune raison pour que l'expérience ne réussisse pas, mais est-elle pratiquement possible ?

Normalement, la synthèse de toutes les vies partielles est réalisée par l'activité du cœur, qui envoie le sang dans l'aorte et dans tout l'organisme. Dans la circonstance actuelle, le cœur est arrêté ! Remplaçons-le par un flacon contenant du sang défibriné ; la circulation réalisée dans les viscères par ce moyen artificiel, va les revivifier tous. Le cœur est remplacé par une bouteille, cela manque de poésie ! Mais nous pouvons souhaiter mieux et restaurer le cœur *in situ*. — La circulation qu'il sera dès lors capable d'assurer par ses propres moyens, réalisera la synthèse des vies partielles, rétablissant ainsi la vie de l'ensemble. Mais, comment faire battre à nouveau un cœur arrêté et inexcitable ?

Il suffit de faire circuler du sang dans ses vaisseaux, sang convenablement hématosé. Point n'est besoin de l'isoler pour cela. Quand, avec la main, on comprime le cœur, véritable éponge remplie de liquide nourricier, on fait passer le sang dans les vaisseaux coronaires et cette circulation artificielle rend bientôt au myocarde son excitabilité normale, ainsi que son activité rythmique. Cette opération est faite pendant qu'on pratique une respiration artificielle efficace. Quels sont les résultats obtenus par cette manœuvre, connue sous le nom de massage direct du cœur ?

IV. — Exposé des faits.

A) *L'expérimentation et le massage du cœur.*

Nous prions le lecteur de se reporter à nos travaux antérieurs pour la bibliographie, les détails techniques et l'historique de la question. Voici, en quelques lignes, les résultats de nos recherches.

Les expériences ont été faites sur des animaux tués par asphyxie ou intoxication chloroformique. La réviviscence complète est la règle, quand on pratique le massage peu de temps après l'arrêt du cœur, mais quand on attend vingt minutes, ou plus, la reviviscence est habituellement temporaire. Cependant, 1 heure à 1 heure 30 après l'arrêt du cœur, nous avons pu réveiller chez des chiens, tout au moins les fonctions de la vie végétative. Le cœur bat, l'animal respire par ses propres moyens. La possibilité de provoquer des réflexes variés, prouve la résurrection des fonctions médullaires, mais la survie est de quelques heures seulement.

Au cours de ces expériences, véritables acrobaties, il faut le reconnaître, nous nous sommes trouvé en présence de difficultés, dont l'exposé est des plus instructif en ce qui concerne la pratique chirurgicale. Il est nécessaire, en premier lieu, de réaliser une ventilation pulmonaire véritablement efficace : c'est une condition *sine qua non* de succès. Du fait de la paralysie des vasomoteurs, la masse du sang est généralement insuffisante, et il est bon, pour aider à la reviviscence, de pratiquer une injection intra-veineuse de sérum artificiel et quelquefois d'adrénaline. Dans le cas où le cœur reste faible, nous avons trouvé dans le chlorure de calcium en injection intra-veineuse, un merveilleux tonique cardiaque, qu'il faut cependant manier avec prudence. Mais l'accident le plus redoutable qui empêche l'efficacité du massage du cœur, consiste dans la production de trémulations fibrillaires, véritable anarchie des fibres musculaires désormais incapables de recouvrer leur activité rythmique. Nous avons toutefois trouvé dans l'injection intra-veineuse de chlorure de potassium un moyen facile de combattre ce trouble et de rendre possible la reprise des battements normaux. En injectant par une veine, dans la cavité cardiaque, une certaine dose de chlorure de potassium, on intoxique le cœur par le poison qui lui arrive à dose massive et les trémulations s'arrêtent. Le massage du cœur continué avec persévérance, dilue le chlorure dans la masse du sang et dès lors, ce produit n'agit plus sur le cœur, qui reprend peu à peu ses battements. Son activité est renforcée, s'il y a lieu, par un des moyens sus-indiqués.

Ce résultat mérite de retenir l'attention des chirurgiens, car la mise en pratique du procédé transformerait certainement leurs statistiques, comme elle a modifié l'allure de notre statistique expérimentale, dont les succès ont passé de 37 % à 65 % à partir du jour où nous avons trouvé l'action remarquable du chlorure de potassium. Ce résultat a été d'autant plus intéressant que le massage du cœur a été fait plus tardivement dans cette seconde série d'expériences.

B) *Résultats cliniques du massage du cœur.*

Le massage du cœur est passé du laboratoire de physiologie, dans la salle d'opération du chirurgien : un certain nombre de malades, qui avaient succombé au cours d'une opération, lui doivent la vie. Si nous répondons affirmativement à l'interrogation qui forme le titre de ce travail, nous y sommes autorisés, non-seulement par les résultats expérimentaux, mais aussi par les faits cliniques.

Notre dernière statistique, publiée en 1913, indique 75 cas de massage du cœur chez l'homme. On compte *17 reviviscences complètes et définitives, 18 reviviscences transitoires* et 40 insuccès. Il faut bien retenir que certains insuccès et reviviscences transitoires s'expliquent souvent par la gravité des lésions qui amenèrent le malade sur la table d'opération. Certaines reviviscences transitoires sont tout à fait remarquables et dans un cas la mort s'est produite au bout de neuf jours.

Les comptes rendus de la Société de Chirurgie de décembre 1918 contiennent un rapport de MAUCLAIRE, à propos d'un cas de réanimation par le massage du cœur, dû à LEFEBVRE. Le rapporteur s'étonne que ce cas soit le premier, car au cours de la guerre les occasions de masser le cœur ont dû être bien nombreuses et ce silence doit s'expliquer par les mauvais résultats du massage du cœur. Nous trouvons dans ce rapport l'indication de cas nouveaux, mais nous enregistrons cinq insuccès immédiats et une reviviscence temporaire. Ce demi-résultat est justement le cas de LEFEBVRE. Le massage fut pratiqué vingt minutes après l'arrêt du cœur. Le retour à la connaissance fut parfait. L'après-midi, le malade assis dans son lit, demanda au chirurgien des renseignements sur la gravité de son état. Il mourut subitement dans la nuit qui suivit son opération, et on lui trouva une section de la moelle épinière au niveau de la colonne dorsale. Ce fait et les autres cas rapportés à la Société de Chirurgie, au cours de la discussion, n'améliorent guère la statistique du massage du cœur : nous dénombrons, en effet, 81 cas, parmi lesquels 45 insuccès, 19 reviviscences transitoires et seulement *17 reviviscences complètes*. Cette constatation n'est certes guère encourageante. Mais il faut reconnaître qu'il existe dans la mise en œuvre de cette thérapeutique *in extremis*, des difficultés *de temps, de lieu,* de technique, d'intégrité anatomique, qui s'unissent toutes, pour rendre singulièrement aléatoires les résultats. Nous nous proposons d'ailleurs de faire un examen approfondi des faits publiés et de montrer, par leur discussion, la possibilité d'obtenir dans l'avenir, des résultats meilleurs.

CONCLUSIONS

L'arrêt du cœur permet, non pas de *diagnostiquer* mais de *pronostiquer* la mort.

Un cœur arrêté depuis plusieurs minutes et incapable de rebattre spontanément, peut retrouver son activité grâce au massage du cœur.

La circulation artificielle pratiquée par les compressions rythmiques des cavités cardiaques réveille la vitalité des organes, voués à la mort par la suspension de la circulation.

En réalisant la synthèse des vies partielles dés différents organes, la reviviscence du cœur restaure la vie de l'individu.

Le massage du cœur donne des succès définitifs dans certains cas favorables, mais le résultat est malheureusement temporaire, quand l'intervention est faite tardivement. Succès et demi-succès prouvent néanmoins l'existence entre la vie et la mort, d'une période intermédiaire, de durée appréciable, que nous avons appelée la *mort relative*, l'opposant à !a *mort absolue.* La mort se produit donc en deux étapes. L'arrêt du cœur caractérise le début de la première étape, mais il est bien difficile de dire, quand commence la seconde, qui se distingue de la première par l'impossibilité absolue du retour à la vie.

Cette conception a une importance philosophique considérable. Elle montre la nécessité de poser le problème : à quel moment se produit la mort ? Poser la question n'est pas la résoudre et l'on peut disserter longuement. Nous affirmons seulement : qu'il existe entre la vie et la mort, une période plus ou moins longue, durant laquelle la vie n'est pas irrémédiablement éteinte, bien que l'on puisse faire l'inhumation sans danger de réveil dans la tombe. L'expérimentation nous a montré que l'on pouvait ranimer des chiens une heure et demie après l'arrêt du cœur *direc-*

tement observé. La mort relative peut donc avoir une durée appréciable et l'on peut se demander si, dans certains cas, cette période ne peut pas devenir exceptionnellement longue. On connaît l'histoire de ces poissons emprisonnés dans les glaces et revenant à la vie au moment du printemps. PICTET aurait reproduit dans un laboratoire ce curieux phénomène. Des échecs obtenus et la lecture des travaux de POUCHET nous avaient fait croire à une erreur d'interprétation ; quand on a vu les désordres de la gelée chez les plantes, on peut considérer comme problématique, la reviviscence après congélation.

Cependant AUDIGÉ et MIR ont préconisé le transport des poissonts gelés comme un moyen économique de les transporter vivants. La lecture de leur travail a ébranlé notre opinion. Mais, sans aller jusqu'à la congélation, car on aurait bien peu de chances de réussir chez les animaux supérieurs, on peut se demander si le simple refroidissement ne permettrait pas de prolonger considérablement la durée de la mort relative : de là, on peut se demander, par conséquent, si les malheureux touristes ensevelis dans les neiges ou les glaciers, ne sont pas encore, lorsqu'on les retrouve, dans cet état particulier où la vie n'est pas encore irrémédiablement éteinte. C'est là sans doute une conception toute théorique, mais intéressante à un point de vue spéculatif. Nous voulions d'ailleurs vérifier notre hypothèse par l'expérimentation. Nous nous proposions de refroidir l'animal dans un appareil frigorifique approprié, pour le conserver au froid, sans toutefois provoquer la congélation des tissus. Nous espérions, par ce moyen, démontrer que la période de mort relative pouvait dans de telles circonstances, se prolonger des heures, peut être même des jours. Malheureusement nous sommes dans l'impossibilité de poursuivre nos travaux et contraints de laisser à d'autres le soin de vérifier cette hypothèse.

Un important travail du Père FERRÈRES, commenté par l'abbé GENIESSE, conseille d'être large dans l'administration des Sacrements (Baptême et Pénitence) « *in extremis* ». Les auteurs se basent sur la difficulté, qui existe dans certains cas, pour établir le diagnostic certain de la mort. Ce diagnostic peut être fait avec une certitude scientifique.

Aussi, le danger d'une erreur ne nous paraît pas un argument impératif. Au contraire, la démonstration clinique et expérimentale du stade « mort relative », indiquerait que la séparation de l'âme et du corps ne se fait pas à l'instant précis du « dernier soupir », mais beaucoup plus tardivement. Nos recherches donnent donc une force particulière aux conseils donnés par les auteurs. Mais, nous l'avons dit au début, nous voulons rester dans le domaine de l'expérimentation et nous livrons ces propos à la réflexion des théologiens.

BIBLIOGRAPHIE

Audigé et Mir. — Le transport de Poissons vivants congelés.

Aristote. — De la génération B. S. II., t. II ; p. 74.

Athananasiu. — Cité par Hedon : *Presse Médicale*, 1er janvier 1913.

Arnaud. — Expériences pour décider si le cœur et le centre respiratoire ayant cessé d'agir sont définitivement morts. — *Arch. de Physiologie*, 1891.

Barbé. — Recherches sur le supplicié de Caen. — *C. R. S. Biologie*, 1885, pp. 503 et 533.

Bienvenu. — *La Médecine internationale illustrée*, déc. 1912, pp. 398 et suiv.

Brown-Sequard. — *Académie des Sciences*, 9 juin 1851. — *Gazette Médicale de Paris*, juillet 1851, p. 370.

Brown-Sequard. — *Académie des Sciences*, 23 juin 1851. — *Gazette Médicale de Paris*, juillet 1851, p. 421.

Carrel. — Transplantation des vaisseaux conservés au froid (in cold storage) pendant plusieurs jours. — *C. R. Soc. de Biologie*, 8 déc. 1906.

Carrel. — Conservation des vaisseaux en cold storage. — *C. R. Société de Biologie*, 1907 ; p. 1173.

Christian Champy. — La survie et les cultures des tissus en dehors de l'organisme, les résultats qu'on peut espérer de l'emploi de cette méthode pour les recherches biologiques et pathologiques. — *Le mouvement médical*, avril 1913.

D'halluin. — La vie du cœur isolé. — *Journal des Sciences Médicales de Lille*, 1903, t. II, pp. 481-495-505-520-589-596-642.

D'halluin. — Reviviscence d'un cœur d'enfant, 36 heures après la mort. — *Journal des Sciences Médicales*, 1903, t. II, pp. 596-599. — *Notes complémentaires* en brochure : *La vie du cœur isolé*, 56 pages. — Baillière, éditeur, Paris, 1903.

D'halluin. — Le Massage du Cœur : *Presse Médicale*, 1904, pp. 345-349, n° 44; *C. R. Société Anatomo-Clinique*, 27 janvier 1904 ; *Journal des Sciences Médicales*, 1904 ; pp. 145-150.

D'halluin. — La résurrection du cœur, la vie du cœur isolé, le massage du cœur. — *Thèse de Lille*, 1904, ouvrage de 187 p. Vigot, édit., Paris.

D'halluin. — La reviviscence du cœur nécessite des sels de chaux pour le fonctionnement du myocarde. — *C. R. Société de Biologie*, 1er juillet 1904.

D'halluin. — Trémulations fibrillaires dans le massage du cœur. — *C. R. Société de Biologie*, 16 juillet 1904.

D'halluin. — Vingt et un cas de massage direct du cœur chez l'homme. — *Journal des Sciences Médicales*, 17 juin 1905, pp. 553-558.

D'halluin. — Les étapes de la mort. — *C. R. Soc. de Biologie*, 1905, p. 370 ; *Revue de Lille*, Mars 1906, 36 pages.

D'halluin. — La mort réelle et la mort apparente et le rapport avec l'administration des sacrements. — *Revue de Lille, 1906-1907*.

D'halluin. — Le problème de la mort. Conférence de la *Revue de Philosophie*, 14 et 21 Février 1913.

D'halluin. — Le massage du cœur. Etude actuelle de la question. — *Société
     des Sciences médicales de Lille.* 19 Février 1913.
D'halluin. — Est-on en droit d'espérer des résurrections par le massage du
     cœur ? — *Demain,* du 29 Mars 1919, page 357.
D'halluin. — Contribution expérimentale à la Thérapeutique du Schock. —
     Journal des Sciences médicales, 29 Décembre 1919.
D'halluin. — La crainte d'être enterré vivant est-elle légitime. — *Demain,*
     du 20 Avril 1920, page 261.
Fleig. — Sur la survie d'éléments et de systèmes cellulaires et en particulier
     des vaisseaux après conservation prolongée en dehors de l'organisme.
     — *C. R. Soc. de Biologie,* 1910, T. II, p. 504.
Ferrères. — La mort réelle et la mort apparente et leurs rapports avec l'ad-
     ministration des sacrements, travail du Père Ferrères ; traduction du
     Révérend Docteur J.-B. Géniesse, 466 p., Paris, Beauchesne, édit.
Herzen. — A propos des observations de M. Laborde sur la tête d'un sup-
     plicié. — *Revue médicale de la Suisse Romande,* 1885, p. 467.
Hédon et Fleig. — *Archives internationales de Physiologie,* 1905-1906, p. 95.
Hayem et Barrier. — Expériences sur la transfusion du sang dans la tête des
     animaux décapités. — *France médicale,* 1887, p. 223 et 441.
Hédon et Gillis. — Sur la reprise des battements du cœur après un arrêt
     complet de ses battements sous l'influence d'une injection de sang
     dans les artères coronaires. — *C. R. Soc. de Biologie,* 1892, p. 760.
Herzen. — Résurrection de certaines fonctions cérébrales à l'aide d'une
     circulation artificielle de sang à travers les vaisseaux crâniens. —
     C. R. Soc. de Biologie, 1900, p. 372.
Kurdinowski. — Expériences physiologiques et pharmacodynamiques sur la
     matrice isolée. — *Archives internationales de Physiologie,* 1904, p.
     359-363.
Kouliabko. — Ueber die Wirksameit der Nerven auf das durch Kingers'sche
     Losung sofort oder mehrere Stunden nach dem Tode wieder belebte
     Saügethierherz. — *Arch. f. d. gesam physiol.* XCIX, 245-252, 1903.
Laborde. — Expériences sur le supplicié de Troyes. — *Semaine médicale,*
     1885, p. 241. C. R. Société de biologie, 1885.
Laborde, Gley, Barré. — Recherches sur le supplicié de Caen. — *C. R. Société
     de Biologie,* 25 Juillet 1885, p. 503, et 1er Août 1885, p. 533.
Lefèvre. — Un cas de réanimation par le massage du cœur. — Rapport de
     Mauclaire, *C. R. Société de Chirurgie,* p. 1942, Déc. 1918.
Onimus. — Observation sur un supplicié. — *C. R. Société de Biologie,* 1875,
     6e série, T. II.
James Philipps Kay. — *Treatise on asphyxia,* in 8º, Londres, 1884.
Pouchet. — Recherche expérimentale sur la congélation des animaux. —
     Compte-rendu de l'Académie des Sciences, 13 Novembre 1865. —
     Journal de l'anatomie et de la physiologie, 1866, p. 1 à 37.
Vulpian. — Recherches sur la contractilité du cœur après la mort. — *Mémoi-
     res de la Société de Biologie,* 1858, p. 3.
Waller et Waymout. — On the action of the excicet mamalian heart. —
     Phil. trans. Roy. Society, London, 1888, p. 215.